AF588836

BIBLIOTHÈQUE
D'ANTHROPOLOGIE CRIMINELLE ET DES SCIENCES PÉNALES

DU

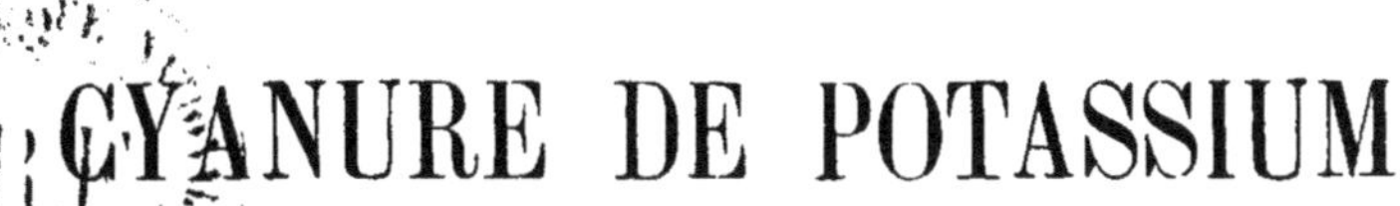

CYANURE DE POTASSIUM
EN MÉDECINE JUDICIAIRE

PAR

le Dr Georges MAUDUIT

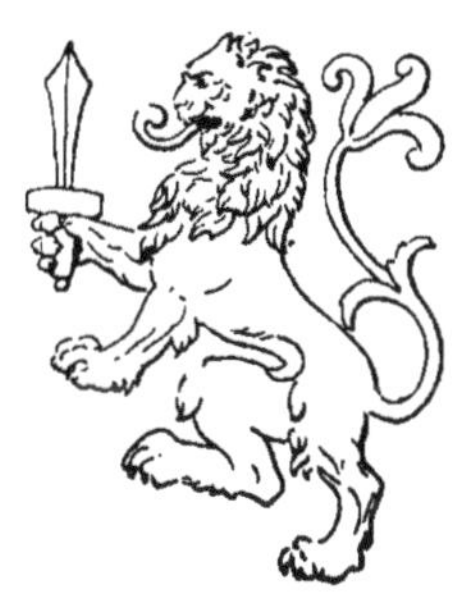

LYON
A. STORCK, IMPRIMEUR-ÉDITEUR
Rue de l'Hôtel-de-Ville, 78.
MÊME MAISON : 24 Rue de l'Abbé-Grégoire, PARIS

1888

INTRODUCTION

La plupart des composés cyaniques sont des poisons violents, d'autant plus actifs que leur état de combinaison est moins stable et que leur décomposition donne lieu à une production plus considérable d'acide cyanhydrique.

On peut considérer tous ces corps comme n'ayant pas de toxicité propre, et comme empruntant leur activité à l'acide cyanhydrique qu'ils contiennent, ou qu'ils sont capables de produire après leur introduction dans l'organisme.

De tous ces composés, le plus répandu dans le commerce, et le plus employé dans les usages industriels, est certainement le cyanure de potassium. C'est aussi le plus toxique et le plus facilement décomposable.

Ce produit dangereux se trouve trop souvent confié à des mains inhabiles, ou à des ouvriers imprudents ; aussi plus d'une fois, a-t-il provoqué des accidents toujours sérieux, trop souvent mortels.

D'autre part, ce sel a plusieurs fois été employé par des gens qui, décidés au suicide, ont voulu, à l'aide de ce toxique foudroyant, se procurer une mort exempte d'agonie.

Enfin, bien que ce dernier cas se soit présenté

plus rarement, le cyanure de potassiun a été employé dans des attentats contre la vie des individus.

Ce poison présente donc une importance assez considérable pour mériter un chapitre spécial dans l'étude des composés cyaniques.

En outre, si l'on étudie avec soin les diverses méthodes employées pour la recherche et le dosage du cyanure de potassium, on est frappé de voir que certaines questions intéressant le médecin légiste ont reçu des solutions qui satisfont très imparfaitement l'esprit.

M. le professeur Lacassagne, dans des autopsies se rapportant à divers cas d'empoisonnement par le cyanure de potassium, a eu l'occasion de remarquer certains faits, qui n'avaient pas été signalés jusqu'ici.

Ces faits présentent une réelle importance ; connus du médecin légiste, ils peuvent le mettre sur la voie de la véritable cause de la mort, et lui faire éviter de graves erreurs dans les cas où aucun soupçon, aucun indice antérieur à l'autopsie ne vient lui indiquer le but vers lequel il doit diriger plus particulièrement ses recherches.

Depuis un siècle que l'acide cyanhydrique a fait son apparition dans le laboratoire des chimistes, on a étudié avec le plus grand soin les procédés les plus pratiques et les plus sûrs pour arriver à déceler sa présence ou celle de ses composés dans les cadavres de ses victimes.

Si nous suivons les phases diverses de cette lutte entre le toxicologiste et le poison, nous voyons ce dernier échapper à la sagacité des plus habiles, et les replonger dans l'incertitude chaque fois qu'il croient avoir trouvé un criterium.

Dès 1826, Lassaigne et Leuret (1) déclaraient qu'ils

(1) Lassaigne et Leuret, *Journal de chimie médicale*. 1826, t. II.

n'avaient pu retrouver d'acide cyanhydrique dans des cadavres d'animaux ayant succombé à de petites doses, et exposés à l'air pendant trois jours. D'autres expérimentateurs confirmèrent ce fait et firent remarquer que dans ce cas ce n'était pas simplement l'évaporation qui était la principale cause de la disparition du poison, mais bien une véritable décomposition de celui-ci.

Ils montrèrent que, souvent dans ces cas, il était facile de mettre en évidence la présence dans l'organisme de l'acide formique produit de cette décomposition. (Brame, *Journ. chimie médicale 1855*).

Orfila n'admit pas que la présence de l'acide cyanhydrique dans le cadavre pût à elle seule constituer la preuve d'un empoisonnement ; il admettait la possibilité de la production d'une certaine quantité de ce gaz soit dans l'organisme vivant, soit après la mort. Struve (1) en 1874 montra que l'acide formique pouvait se rencontrer dans l'organisme sain ou malade. En outre la découverte de l'innocuité des ferrocyanures avait poussé les chimistes à se mettre à l'abri de l'acide cyanhydrique provenant de la décomposition de ces sels. C'est dans ce but que furent créés les procédés de Pollnitz, Taylor, Otto, Dragendorf et Jacquemin pour la recherche de l'acide en présence des ferrocyanures non toxiques.

On pensa que dès lors le dernier mot était dit, on était à l'abri de l'acide cyanhydrique des ferrocyanures non toxiques provenant soit des ingesta, soit de l'organisme lui-même. Struve et Bonjean (2) tout en admettant que les matières organiques pouvaient dans certaines circonstances produire de l'acide cyanhydrique avaient démontré que la putréfaction détruisait l'acide cyanhydrique.

(1) Struve *Monit. scientifique.* 1874.

(2) Bonjean. *Gazette des hôpitaux*, 1870.

Chapuis repoussant dès l'abord la possibilité de la production d'acide cyanhydrique dans les tissus, conclut que l'acide cyanhydrique trouvé dans l'organisme ne pouvait provenir que d'un empoisonnement. Lewin, Rosbach, Dragendorff sont moins affirmatifs. Nous aurons l'occasion de montrer, dans la suite de ce travail, que l'on peut trouver de l'acide cyanhydrique dans l'organisme.

Le poison lui-même ne constitue donc pas dans ce cas le véritable corps du délit.

Aussi croyons-nous que, dans ces conditions, nous devons nous attacher à donner un tableau complet de la symptomatologie de l'empoisonnement par le cyanure de potassium, ainsi que des signes cadavériques qui peuvent nous aider à le reconnaître.

En outre l'empoisonnement par le cyanure de potassium présente, dans l'ensemble des phénomènes qu'il provoque, des caractères particuliers qui n'appartiennent pas à l'intoxication par l'acide cyanhydrique.

M. Lacassagne nous a engagé à faire de cette question le sujet de notre travail inaugural; nous nous efforcerons de mériter la confiance qu'il nous a témoignée.

Si notre travail est encore loin d'éclairer d'une manière satisfaisante la question de la toxicologie des cyanures et de l'acide cyanhydrique, nous demandons à nos juges d'être indulgents pour qui se contente d'étudier quelques faits, sans prétendre réformer les idées émises par les maîtres de la toxicologie.

Nous adressons nos remercîments à M. le professeur Lacassagne qui nous a fait l'honneur d'accepter la présidence de notre thèse ;

A MM. Hugounenq et Coutagne pour les bienveillants conseils qu'ils nous ont donnés et les observations qu'ils nous ont fournies.

CHAPITRE PREMIER

LES CYANURES DE POTASSIUM DU COMMERCE, LEURS IMPURETÉS, LEUR DIFFÉRENCE DE TOXICITÉ.

Nous ne pensons pas qu'il soit utile de rappeler ici les propriétés physiques et chimiques des composés cyaniques.

Quant au cyanure de potassium, ce corps se rencontre dans le commerce et l'industrie sous des formes variables, toujours plus ou moins impures et qui sont loin de présenter la même puissance toxique ; ainsi que l'a fort bien démontré Orfila dans son mémoire sur le cyanure de potassium, et dans un article concernant un empoisonnement accidentel par le cyanure de potassium administré en lavement.

D'après cet auteur, on trouve généralement dans le ocmmerce trois sortes de cyanures de potassium :

1° Le cyanure préparé par le procédé de Wiggers, solide, blanc, saveur âcre, alcaline, amère, odeur prononcée d'acide cyanhydrique; indécomposable par la chaleur seule, décomposable au rouge blanc en présence de l'air, très soluble dans l'eau, moins soluble dans l'alcool; Dégage de l'acide cyanhydrique, sans effervescence, par l'action des acides affaiblis. Sa dissolution aqueuse est alcaline, les sulfates de protoxyde et de sesquioxyde de fer y font naître des précipités bleus, ou qui acquièrent cette couleur par l'addition de quelques gouttes d'acide chlorhydrique.

Le sulfate de bioxyde de cuivre le précipite en vert pomme qui passe au blanc par l'addition d'acide cyanhydrique.

2° Le cyanure obtenu par la calcination en vases clos du prussiate jaune.

Celui-ci, pour un poids donné, renferme un peu moins de cyanure de potassium pur. Il contient du carbonate de potasse et du cyanate de potasse. Traité par les acides faibles, il dégage de l'acide cyanhydrique et de l'acide carbonique, avec effervescence.

Sa dissolution aqueuse précipite en blanc par l'eau de de chaux.

3° Le cyanure obtenu par la calcination des matières animales (sang, poils, corne, etc.), en présence de la potasse, et en traitant le produit par l'alcool bouillant.

Ce produit très employé dans les arts à cause de son prix, renferme à peine des traces de cyanure de potassium.

Solide, blanc, à peine odorant, décomposé par les acides, avec vive effervescence d'acide carbonique et très peu d'acide cyanhydrique. Sa dissolution aqueuse, précipite abondamment par l'eau de chaux. Le sulfate de protoxyde de fer la précipite en blanc verdâtre (carbonate de fer) et en ajoutant de l'acide chlorhydrique, il ne reste presque pas de bleu de Prusse.

Un gramme de ce sel ne fournit que 0 gr., 06 centigrammes de cyanure d'argent, tandis que celui de Viggers en a donné 1 gr., 72 centigr.

L'auteur fait remarquer combien il importe d'être prévenu de cette différence de composition des cyanures du commerce. Ses expériences sur les animaux démontrent en effet que ce troisième cyanure, administré aux doses énormes de 4, 5 et 6 grammes ne produit guère d'autres symptômes que des vomissements, suivis d'un prompt rétablissement. Le même auteur avait déjà remarqué que le cyanure altéré par le contact de l'air perdait une partie de ses propriétés toxiques. Pelouze démontra que ce fait était dû à la transformation de ce sel en formiate de potasse et en ammoniaque.

CHAPITRE II

SYMPTOMATOLOGIE. — TRAITEMENT

Le cyanure de potassium introduit dans l'estomac y est absorbé, ainsi que le dit M. le professeur Lacassagne, avec une rapidité qui varie suivant le degré de plénitude ou de vacuité de l'organe. « Si l'estomac est en pleine digestion, le suc gastrique et partant l'acide chlorhydrique qu'il renferme s'y trouve en abondance; le cyanure est alors décomposé rapidement en chlorure de potassium et acide prussique; ce dernier éminemment diffusible foudroie le patient comme s'il avait été absorbé en nature. » L'action de la potasse est tout à fait secondaire, et ne se manifeste que par des lésions locales de la muqueuse gastrique, lésions qui, examinées sur le cadavre, ne diffèrent en aucune façon de celles qui seraient produites par l'ingestion d'un caustique énergique.

L'étude de l'action toxique du cyanure de potassium nous ramène donc naturellement à celle de l'acide cyanhydrique lui-même.

De nombreuses recherches faites par les toxicologistes les plus éminents sont venues éclairer cette question si difficile à résoudre de l'action physiologique et toxique de l'acide cyanhydrique. Mais malgré les recherches d'Orfila, de Claude Bernard, de Preyer Schœnbein et de tant d'autres, il reste encore bien des points obscurs. Bien des opinions ont été émises, souvent contradictoires, pour expliquer le mécanisme de la mort par l'acide cyanhydrique.

Avant d'examiner ces différentes opinions, nous croyons utile de donner un tableau succinct des symptômes que présentent ordinairement les victimes des empoisonnements par l'acide cyanhydrique ou ses composés.

Pris à dose massive, l'acide cyanhydrique tue avec une rapidité telle qu'il est fort difficile d'observer la marche des symptômes et leur ordre de succession.

Le médecin n'a du reste que dans des cas tout à fait exceptionnels l'occasion d'assister à cette scène. Il ne connaît guère les faits qui ont eu lieu, que par le récit des personnes présentes au moment de la mort et l'on conçoit sans peine combien sont vagues les renseignements ainsi obtenus.

Néanmoins, en rapprochant les observations et en les comparant aux résultats fournis par les expériences sur les animaux, on arrive à reconstruire le tableau des symptômes de la manière suivante.

Accélération, puis ralentissement du pouls qui devient insensible à la radiale et à la temporale.

L'individu tombe, souvent en poussant un cri particulier ressemblant au cri épileptique (*Death Scream, des Anglais*).

Respiration d'abord accélérée, pénible, inspiration convulsive, saccadée, expiration lente, profonde, suivie d'une pause. L'haleine répand l'odeur d'acide cyanhydrique. Les yeux sont brillants, proéminents les pupilles dilatées, insensibles à la lumière. Mâchoires serrées, écume à la bouche, quelquefois sanguinolente, corps couvert d'une sueur froide. Les sensations sont entièrement abolies ainsi que les mouvements volontaires. On constate fréquemment l'émission inconsciente des urines, du sperme et des fèces. Mort en quelques minutes.

Tels sont les symptômes qui accompagnent les empoisonnements par les doses massives d'acide cyanhydrique. Il ne diffèrent en rien de ceux qui suivent l'ingestion d'une quantité suffisante de cyanure de potassium pourvu que le contenu de l'estomac soit légèrement acide.

Si le cyanure est absorbé en très petite quantité, si le contenu de l'estomac est alcalin ou trop faiblement acide, enfin si le produit ingéré est très impur et contient une forte proportion de carbonate de potasse, les accidents suivent une marche plus lente. Bien que dans ces conditions la mort soit encore la terminaison ordinaire de cet empoisonnement, elle peut tarder plusieurs heures, et l'on observe successivement les symptômes dont nous allons donner la description.

On peut diviser comme le fait Lewin la marche des accidents en trois périodes. Cette division ne saurait être considérée comme absolue et il ne faut pas croire que les symptômes apparaissent invariablement dans un ordre donné. Néanmoins, si les symptômes secondaires peuvent empiéter d'un stade sur l'autre ou même en changer tout à fait, il n'en est pas moins vrai que ceux qui ont servi à caractériser et dénommer ces trois stades, se présentent avec des rapports chronologiques suffisamment fixes pour légitimer cette division.

Premier stade (*de dyspnée*). — Aussitôt après l'absorption du poison, le malade éprouve une constriction violente de la gorge, avec sensation de déchirement et de brûlure dans la poitrine. L'angoisse est vive, l'oppression considérable, la démarche devient chancelante, il y a des vertiges, des troubles de la vue, de la céphalalgie, des nausées, de temps en temps des vomissements.

Les facultés intellectuelles sont plus ou moins obnubilées.

La respiration devient haletante, l'inspiration est courte, saccadée, l'expiration longue, profonde, le pouls est petit.

DEUXIÈME STADE (*des convulsions*). — Les malades tombent brusquement à terre, quelquefois en poussant le cri dont nous avons parlé à propos des cas foudroyants.

La peau est froide, visqueuse, les extrêmités cyanosées, les pupilles sont dilatées, il y a de l'exophthalmie. On voit d'abord apparaître des convulsions partielles, localisées dans des groupes de muscles isolés du visage ou des extrêmités.

Il n'est pas rare d'observer du trismus et de l'opistothonos. Enfin, convulsions générales toniques et cloniques, émission des urines, du sperme et des fèces.

TROISIÈME STADE (*d'asphyxie*). — La gêne respiratoire, déjà considérable, s'exagère; chaque expiration est suivie d'une pause de plus en plus prolongée; le visage est cyanosé, la température s'abaisse, le malade est dans le coma.

La bouche est remplie de salive ou d'une mousse sanguinolente, puis la respiration s'arrête définitivement. Cet arrêt de la respiration précède quelquefois l'arrêt du cœur de quelques minutes.

Nous avons décrit les accidents produits par l'acide cyanhydrique pris à dose mortelle. Lorsque les doses employées sont très peu considérables, ils peuvent se réduire à des phénomènes passagers; quelquefois même ceux-ci passent inaperçus ou sont attribués à une cause indépendante de l'acide cyanhydrique.

Nous croyons cependant qu'il peut être utile de les rappeler.

Le cyanure de potassium est le sel qui se prête le mieux, en raison de sa facile décomposition, à l'étude de l'action lente de l'acide cyanhydrique.

Lorsque l'on respire les émanations se dégageant d'un flacon contenant du cyanure de potassium en voie de décomposition, on ressent tout d'abord une odeur pénétrante d'amandes amères et en même temps une légère sensation de constriction du pharynx. Si dans un court espace de temps on renouvelle l'expérience un certain nombre de fois, on ne tarde pas à s'apercevoir que l'odeur d'amandes amères n'est plus perçue et si, à ce moment, on s'approche d'un corps odorant quelconque, on constate une disparation presque complète de l'odorat, accompagnée d'un sentiment de sécheresse et de refroidissement léger dans les fosses nasales. Cette diminution de la sensibilité olfactive peut persister un certain nombre d'heures, souvent accompagnée de céphalalgie. Cet état est ordinairement comparé par le patient à un début de coryza.

Si le cyanure de potassium est en voie de rapide décomposition, la même expérience amène dès les premières inspirations les vertiges, l'étourdissement et l'angoisse précordiale.

Un séjour de plusieurs heures dans une chambre qui renfermait de l'acide cyanhydrique provenant d'un flacon de cyanure de potassium humide et mal bouché a produit les symptômes suivants :

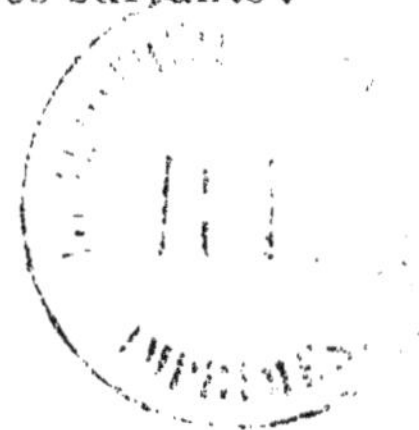

Sommeil agité, pénible, rêvasserie, réveil brusque avec sensation d'angoisse accompagnée de défaillance, vertiges, céphalalgie intense, sécheresse et insensibilité de la muqueuse olfactive, amertume très marquée à la base de la langue. Nous avons éprouvé nous même les effets que nous venons de décrire en dernier lieu, nous croyons utile de les rapprocher de la description qu'en a donné A. Gautier dans sa thèse de doctorat ès-sciences.

L'inhalation des vapeurs d'acide cyanhydrique produit, dit-il, « l'irritation de la gorge et la toux, au bout de quelque temps une lassitude musculaire surtout dans les avant-bras, en même temps qu'un sentiment de constriction pénible à la région temporale, de l'abattement et de la chaleur plutôt que du froid, accélération du pouls, enfin quelquefois la lourdeur de la rate et du cœur.

On perd peu à peu la perception de l'odeur réelle de l'acide cyanhydrique, mais on reconnaît toujours ce corps à un sentiment d'amertume et de constriction dans la gorge.

On n'a jamais eu avec lui de nausées comme avec les carbylamines. Quand on reçoit sur la langue un courant d'acide cyanhydrique mêlé d'air, on perçoit une légère sensation de chaleur et d'amertume en même temps qu'il se produit presque aussitôt, autour du point atteint, une sorte d'anesthésie ou de sentiment moins net de l'organe. »

Le cyanure de potassium introduit dans l'organisme par l'estomac produit des accidents que l'on peut comparer pour la rapidité à ceux de l'acide cyanhydrique lui-même.

Il est intéressant de noter ici qu'il n'en est pas de même lorsque ce sel est introduit directement dans l'intestin. Dans ce cas son activité est singulièrement diminuée et les accidents de l'intoxication sont beaucoup plus lents à paraître, au point que l'on ne peut par ce procédé obtenir, quelle que soit la dose ingérée, une mort foudroyante.

Dans une observation de Trouvé, rapportée par Orfila (1) on peut voir que des quantités considérables de cyanure ont pu être administrées en lavement avant de produire des accidents mortels. Dans le cas cité par Orfila, quatre lavements avaient été donnés à un même malade : chacun de ces lavements contenait 6 grains de cyanure de potassium pour six onces d'eau ; cependant cette dose considérable fut tolérée et n'amena que des accidents qui purent être considérés comme ne dépassant pas les limites de l'action thérapeutique. Orfila explique cette innocuité en disant que le cyanure employé était humide et par conséquent avait subi un commencement de décomposition, tandis qu'un cinquième lavement donné avec la même dose de cyanure sec provoqua la mort en une heure. Cette décomposition partielle du cyanure humide est un fait indiscutable. Mais nous ne pensons pas que ce soit la seule cause du peu d'activité du poison.

Nous croyons que le cyanure de potassium employé dans chacun des premiers lavements aurait suffi pour amener la mort, étant administré par la bouche.

Il est peu probable que le cyanure employé ait été suffisamment altéré pour ne plus contenir que le tiers de son poids de cyanure normal, dose suffisante pour produire l'intoxication par la bouche. Dans ce cas il ne

(1) Orfila. *Note sur les effets toxiques du cyanure de potassium. Annales d'hygiène*, 1834.

se fût pas présenté sous forme de cristaux, mais bien complétement liquéfié. Nous pensons donc que, si cette quantité de cyanure ne fut pas mortelle, cela tient non seulement à son état d'impureté, mais aussi à son mode d'administration. Le cinquième lavement fut administré avec du cyanure pur et non altéré; il produisit la mort, mais au bout d'un temps relativement très long, tandis qu'administré par la bouche, il eût eu certainement une action presque foudroyante.

Ces auteurs déclarent avoir fait prendre à des chiens de moyenne taille des doses énormes (3 et 4 grammes) en injection dans le rectum sans pouvoir déterminer par ce procédé une mort foudroyante comme celle que l'on obtient en faisant absorber le cyanure par la bouche.

Ce fait doit être attribué, pensons-nous, à la décomposition du cyanure de potassium dans l'intestin lui-même en ammoniaque et formiate de potasse. On sait que cette décomposition se fait très rapidement dans un milieu alcalin, tel que les liquides intestinaux, tandis qu'au contraire l'acide cyanhydrique est mis en liberté à l'état de nature en présence d'un acide étendu, condition qui se rencontre dans le suc gastrique. On ne doit donc pas attribuer à un mode d'action différent de l'acide sur les deux organes la divergence des symptômes observés, mais bien à une différence dans les quantités d'acide introduites dans l'organisme.

Mêlé directement au torrent circulatoire, le cyanure de potassium produit rapidement tous les effets de l'acide cyanhydrique. En solution appliquée sur la peau saine, son action est le résultat des deux actions combinées de la potasse et de l'acide cyanhydrique. Il produit d'abord

(1) Lecorché et Meuriot. *Arch. gen. de médecine*. 1868.

une sensation de froid à laquelle succède un prurit léger avec fourmillements; puis la peau rougit, il se produit d'abord de l'érythème, des phlyctènes. Indépendamment de ces accidents locaux, on voit apparaître les accidents généraux dus à la pénétration de l'acide cyanhydrique qui a été facilitée par l'altération de la peau. Un cas d'empoisonnement grave, mais non suivi de mort, se produisit dans des conditions analogues chez un photographe, à la suite du contact prolongé d'un fragment de cyanure de potassium avec la peau du doigt (Davaine, *Ann. d'hyg. 1863*).

Lorsque l'action n'est pas assez vive ni assez prolongée pour provoquer la destruction du tégument externe, et la production des accidents généraux, l'application du cyanure de potassium est suivie d'une anesthésie locale presque complète; pendant plusieurs jours on constate de l'engourdissement et une disparition à peu près complète des réflexes (Robiquet-Preyer).

D'après A. Gauthier, les accidents aigus ne sont pas les seules manifestations de l'empoisonnement par l'acide cyanhydrique. Nous lui empruntons ici la description des accidents amenés par le contact répété de ce corps. « Ceux-ci sont de deux sortes. L'acide cyanhydrique agit sur le cœur et sur les muqueuses de la gorge. On acquiert par le maniement continu de l'acide cyanhydrique d'abord une gêne précordiale, puis l'irritabilité du cœur et la tendance aux palpitations.

Il serait dangereux de ne pas s'arrêter de temps en temps. Sous l'effet continu de ses vapeurs, il se produit une atonie des tissus de la gorge en même temps que la muqueuse se décolore. On acquiert un enrouement chronique très pénible, l'arrière bouche secrète des mucosités d'un goût acide ou salé et, dans un état plus avancé, il semble que les cils vibratils acquièrent une sorte d'anesthésie chronique qui empêche la marche des mucosités et produit comme un étouffement mécanique. Les accidents de la gorge sont ceux qui persistent le plus longtemps.

L'air chloré est le meilleur antidote. Preyer dit que l'on ne s'accoutume pas à l'acide cyanhydrique, que l'on devient au contraire de plus en plus sensible à son action et que des doses sans danger les premières fois peuvent provoquer des accidents chez les personnes qui s'exposent souvent à l'action de l'acide cyanhydrique. D'après Lewin, chez les hommes qui emploient fréquemment dans leur profession les composés du cyanogène, il peut se produire une sorte d'empoisonnement chronique consistant en maux de tête, vertiges, pâleur du visage, perte d'appétit, nausées et mauvaise odeur de la bouche.

TRAITEMENT (1)

Ses expériences sur les animaux ont montré que le pronostic si grave de l'empoisonnement par l'acide cyanhydrique devenait relativement favorable, aussitôt que les accidents subissaient la moindre rémission.

D'après Landois il ne faut jamais désespérer des cas même les plus graves.

Les modes de traitement qui semblent avoir donné les résultats les plus satisfaisants, sont ceux qui suivent le précepte indiqué par Christison, qui consiste à exciter les fonctions du système nerveux par tous les moyens les plus énergiques.

(1) D'après Bonjean, *Gazette des Hôpitaux, 1870.*

Néanmoins on doit avant tout tenter l'évacuation rapide de l'estomac par la pompe stomacale et pratiquer la respiration artificielle. Injecter dans l'estomac une solution de sulfate ferreux mélangée de carbonate de soude pour neutraliser l'acide cyanhydrique libre. Faire des affusions aussi froides que possible sur la colonne vertébrale, faradisation sur le trajet du pneumo-gastrique, faire respirer au malade de l'air chloré, flagellation de la peau du tronc avec un linge mouillé.

Les injections *hypodermiques* d'éther et surtout les injections d'atropine ont été recommandées.

D'après les recherches de Preyer l'atropine paraît avoir une action antagoniste remarquable.

Si possible faire respirer de l'oxygène.

CHAPITRE III

MODE D'ACTION. — MÉCANISME DE LA MORT.

Ainsi que nous l'avons dit plus haut, le mécanisme de la mort par l'acide cyanhydrique a été l'objet des hypothèses les plus diverses.

Aucune d'elles n'a pu jusqu'à présent s'affirmer d'une manière absolue.

En effet, si l'on étudie les relations que nous ont données les toxicologistes sur la longue série d'expériences qu'ils ont entreprises pour étudier l'action de l'acide cyanhydrique, on ne tarde pas à s'apercevoir que toutes les théories qui ont fait de l'acide prussique un poison de tel ou tel système organique, se sont toutes successivement heurtées à des masses de faits contradictoires.

Les expériences qui ont porté sur tous les ordres qui constituent la série des êtres vivants, nous montrent que tous les organismes soumis à l'action de l'acide cyanhydrique sont intoxiqués et l'on peut dire que si tous n'ont pas le même degré de sensibilité pour ce poison, cette résistance ne paraît guère provenir que de la lenteur des échanges organiques chez quelques-uns de ces êtres, lenteur qui retarde la pénétration du poison. On remarque en effet que les animaux les plus sensibles à l'action de ce poison sont ceux dont les échanges organiques se font avec le plus de rapidité.

Les oiseaux sont les plus susceptibles ; viennent ensuite les mammifères, puis les reptiles. — Les batraciens et les poissons sont les plus réfractaires de tous les vertébrés.

Chez les insectes, l'action de l'acide cyanhydrique varie également et semble atteindre de préférence ceux chez lesquels les fonctions physiologiques paraissent être les plus actives. En outre, nous avons vu ces derniers résister très longtemps à l'action du poison lorsqu'ils étaient en état d'hibernation tandis qu'ils tombaient presque foudroyés lorsqu'ils étaient sortis de l'état de léthargie.

Duchartre rapporte que les graines de plantes conservent la faculté de germer après avoir été imbibées d'une solution d'acide cyanhydrique tandis que le plantes venues, ou les graînes germées sont très rapidement tuées.

Les champignons, les lichens, les algues ne résistent pas à l'acide cyanhydrique qui tue également les ferments comme le prouve la conservation parfaite des cadavres plongés dans un milieu contenant une proportion suffisante de ce gaz.

Les cultures de bactéridies charbonneuses sont rendues inertes par l'acide prussique.

Cette universalité de l'action toxique de l'acide prussique, dans l'empire organique est la preuve la plus certaine que ce corps ne peut être considéré comme le poison de tel ou tel système physiologique. Aussi ne nous appesantirons-nous pas longtemps sur la discussion des théories systématiques; quelques mots d'ailleurs suffisent pour démontrer leur insuffisance.

La théorie de l'intoxication du globule sanguin, basée sur les réactions spectroscopiques du sang cyané et la présence de l'hémoglobine cyanée, n'explique même pas les symptômes de la mort, puisque l'on voit les mêmes symptômes se produire chez les grenouilles dont on a préalablement remplacé le sang par l'injection d'une solution de chlorure de sodium. Et d'ailleurs on n'a jamais pu prouver que l'hémoglobine cyanée ne fût pas le résultat d'une réaction *in vitro* qui ne se produirait pas dans l'organisme vivant. Dans plusieurs autopsies il fut impossible de décéler la présence de ce sel, dans le sang, tandis que la présence de l'acide prussique était manifeste dans divers organes.

Cette théorie a du reste été victorieusement combattue par Rosbach et Nothnagel, par Lewin, etc.

La théorie de la syncope par action réflexe du nerf vague ayant pour origine une excitation de ses branches pulmonaires ou une excitation périphérique, théorie soutenue par Lecorché, Meuriot et Preyer pour expliquer la rapidité de la mort dans les cas d'empoisonnements dits foudroyants, a été combattue par Maschka, Rosbach et Nothnagel. Ces auteurs pensent que la mort n'est jamais assez prompte pour que l'on ne puisse s'expliquer la rapidité avec laquelle se produit la syncope autrement que par un réflexe.

Ils s'appuient sur les expériences de Black de Krimer et de Preyer lui-même pour démontrer qu'il s'écoule toujours plus de 10 ou 15 secondes entre le moment de pénétration du poison dans l'organisme et celui où apparaissent les accidents. En outre, ils montrent que l'acide cyanhydrique est incapable de produire la syncope par un réflexe d'origine périphérique puisque tous les phénomènes de l'intoxication se produisent malgré la section des nerfs de la région où l'on a déposé le poison tandis qu'ils sont enrayés par la ligature des vaisseaux de cette même région. Enfin Rosbach constate que les nerfs plongés dans l'acide cyanhydrique sont, non pas excités, mais paralysés et tués par cet acide.

Nous abandonnerons donc toutes les théories systématiques et nous nous rallierons entièrement à l'opinion de notre maître M. Lacassagne opinion qu'il exprime ainsi dans le travail que nous avons déjà cité :

« Certains auteurs ont vu dans l'acide prussique un poison du système nerveux central et particulièrement du bulbe, et la promptitude des effets toxiques semblerait leur donner raison ; mais il vaut mieux jusqu'à preuve du contraire et en présence des effets toxiques que l'acide cyanhydrique exerce sur toutes les cellules vivantes, quelque soit le rang que leur organisation leur assigne, il vaut mieux considérer l'acide prussique comme un poison de tous les éléments anatomiques indistinctement mais surtout de la cellule nerveuse. »

Cette manière de voir tient compte de tous les faits et permet de concevoir facilement le mécanisme d'un grand nombre d'accidents secondaires, ou de phénomènes locaux qui se trouvaient le plus souvent en contradiction avec les théories précédentes.

L'acide cyanhydrique paraît avoir la propriété d'enrayer tous les échanges organiques, et de paralyser toutes les fonctions physiologiques des tissus en présence desquels on le rencontre. Cette action paralysante ne paraît pas tenir à une combinaison de l'acide avec les éléments, ceux-ci n'étant pas détruits par l'acide cyanhydrique et conservant longtemps la faculté de rentrer en état d'activité lorsque l'acide a été éliminé ainsi que nous le montre l'absence de lésions persistantes, et la disparition rapide de tous les symptômes lorsque l'empoisonnement a été insuffisant pour occasionner la mort.

C'est ainsi que l'on pourrait peut-être expliquer le phénomème si curieux qui se passe souvent dans cet empoisonnement, phénomène qui consiste en un abaissement considérable de la température pendant la survie et d'une élévation au moment de la mort ; élévation qui persiste souvent assez longtemps après celle-ci. Si l'on considère : 1° Que pendant la période d'abaissement de la température, le sang veineux reste rutilant, et conserve son oxygène tandis qu'il redevient noirâtre après la mort ; 2° que l'on retrouve souvent peu ou pas d'acide cyanhydrique dans ce sang noirâtre tandis qu'on en retrouve en abondance dans d'autres tissus ; on est amené à se demander si il n'y a pas eu simplement suspension des échanges respiratoires pendant que l'acide cyanhydrique était contenu dans le sang, jusqu'au moment où ce dernier en a été à peu près débarrassé aux dépens des organes dans lesquels on le retrouve en abondance.

CHAPITRE IV

DES SIGNES DE L'EMPOISONNEMENT APRÈS LA MORT

Nous avons décrit les accidents produits par le cyanure de potassium, nous devons examiner les lésions organiques produites par cet agent, et susceptibles d'être reconues à l'autopsie.

Les lésions locales produites par le cyanure de potassium, au point même où a eu lieu sa pénétration dans l'organisme, sont assez variables et comme intensité, dépendent moins de la dose de poison absorbée que de la forme même sous laquelle il est absorbé. En effet, ces lésions sont d'autant plus prononcées que le cyanure a été ingéré sous forme de sel solide ou de solution plus concentrée. Sur les muqueuses du tube digestif, ces lésions sont absolument comparables à celles produites par un caustique alcalin quelconque ; elles n'en diffèrent que par l'absence de phénomènes inflammatoires due à la rapidité de la mort, qui ne laisse pas à l'inflammation le temps de se produire et d'amener une modification dans l'état des tissus altérés par le poison. Autour des points où le tissu normal de la muqueuse a été détruit, on trouve : un état congestif très prononcé, un gonflement notable de la muqueuse qui se détache au moindre frottement. L'examen microscopique ne révèle rien de particulier sauf une congestion intense et une infiltration de nombreux globules blancs dans l'épaisseur de la muqueuse.

Ces lésions sont dues uniquement à l'action caustique du cyanure de potassium, et elles peuvent faire entièrement défaut si la solution de cyanure qui a entraîné la mort était suffisamment étendue.

Lss autres lésions sont plus particulièrement dues à l'intoxication par l'acide cyanhydrique et cependant, aucune d'elles ne peut être considérée comme caractéristique de cet empoisonnement. C'est qu'en effet aucune n'est produite par l'action directe de l'acide cyanhydrique sur tel ou tel tissu.

Ce sont des lésions qui dépendent le plus souvent des phénomènes qui constituent les symptômes mêmes de l'empoisonnement ou, si l'on veut, des lésions par contrecoup.

Aussi ces lésions sont-elles extrêmement variables suivant la rapidité plus ou moins grande de la mort, et suivant l'intensité des symptômes qui l'ont précédée.

Dans les cas de mort dite foudroyante, les organes ne présentent rien d'anormal; à peine trouve-t-on un peu de congestion du côté du cerveau et de la moelle. Le cœur a été trouvé gorgé de sang par certains auteurs, tandis que d'autres n'ont trouvé de sang que dans l'une de ses moitiés tantôt la droite, tantôt la gauche. D'autres enfin l'ont trouvé absolument vide.

Dans les empoisonnements où la mort s'est fait attendre plus longtemps, on trouve une congestion très vive du poumon, les petites bronches sont remplies d'une écume rosée; il y a souvent des ecchymoses sous-pleurales, en un mot, les mêmes lésions que celles de l'asphyxie.

Il n'est pas rare de rencontrer de nombreuses traces

d'emphysème sous-pleural dues à des ruptures du parenchyme pulmonaire consécutives à la compression brusque du poumon pendant le stade de convulsions.

Le cœur est ordinairement très dilaté et rempli de sang noir, d'autrefois rutilant. Souvent l'intestin et le péritoine sont plus ou moins congestionnés. Enfin on trouve souvent des lividités cadavériques plus prononcées qu'à l'ordinaire, et indépendantes de la position du sujet. Les extrémités et la face sont remarquablement cyanosées.

Un fait avait tout particulièrement attiré l'attention des médecins légistes comme étant presque caractéristique de cet empoisonnement. Je veux parler de la coloration rutilante du sang, coloration qui a présenté une constance remarquable dans les expériences faites sur les animaux : malheureusement l'importance de ce signe est bien diminuée par son extrême fugacité.

Oui, dans tous les empoisonnements par l'acide cyanhydrique, le sang prend à un moment donné une teinte rouge vif plus éclatante même que celle du sang oxygéné normal.

Mais ce phénomène ne persiste que très peu de temps après la mort, souvent même la coloration rouge du sang veineux disparaît avant la cessation des derniers symptôme de la vie et l'on ne troupe ordinairement à l'autopsie qu'une coloration d'un pourpre sombre difficile, sinon presque impossible à distinguer de la coloration normale d'un sang, en admettant qu'elle fût constante, ne peut être considérée comme caractéristique.

En somme l'examen du cadavre et de ses organes ne fait reconnaître aucune lésion qui ne puisse être attribuée à une asphyxie de cause toute différente qu'un empoisonnement.

Et cependant l'autopsie peut faire naître dans certains cas de fortes présomptions en faveur d'un empoisonnement par l'acide cyanhydrique ou le cyanure. On peut en effet trouver, dès le premier examen, des signes d'une valeur diagnostique incontestable. Ces signes nous sont fournis par l'odorat. Ils ne se manifestent pas dans toutes les autopsies d'empoisonnement par l'acide cyanhydrique ; mais, lorsqu'ils se rencontrent, ils fournissent à l'expert un indice précieux qu'il doit toujours avoir présent à l'esprit.

Ces signes sont au nombre de 3 et peuvent se suppléer.

En premier lieu, nous devons citer l'odeur d'essence d'amandes amères. Ce signe se rencontrera assez souvent dans les cas où l'autopsie sera faite peu de temps après la mort et sera surtout manifeste au moment de l'examen de certains organes tels que le cerveau, les poumons, le foie, les muscles, l'estomac. Cette odeur d'amandes a été signalée par tous les auteurs qui se sont occupés des composés du cyanogène au point de vue toxique. On peut la considérer comme un indice à peu près certain de la présence de l'acide. Malheureusement ce signe est sujet à manquer assez souvent, en raison du grand nombre de causes qui peuvent intervenir pour provoquer la destruction partielle ou totale de l'acide. En outre il peut être plus ou moins complètement masqué par les odeurs produites par la décomposition des tissus.

Le deuxième signe qui peut nous être fourni par l'odorat n'a jusqu'à présent été signalé par aucun toxicologiste. M. Lacassagne attira le premier l'attention sur cette particularité qu'il eut l'occasion d'observer dans trois cas dont les observations seront rapportées plus loin.

Ce signe consiste en une odeur ammoniacale très prononcée ; il acquiert une très grande importance dans les cas où, comme dans l'observation n° 2, l'autopsie est faite peu de temps après la mort, et la cause de celle-ci absolument inconnue. Ici nous citons textuellement les paroles de M. Lacassagne qui montreront nettement la valeur qui doit être attribuée à ce signe : « A l'ouverture on perçoit dans les deux cas une odeur ammoniacale très nette ; sur le cadavre de M... un ou deux élèves appelés à examiner l'estomac accusent bien une légère odeur qui n'est ressentie que par un petit nombre d'assistants et, s'efface devant celle de l'ammoniaque. Il y a là un fait très intéressant à noter et auquel on n'a pas attaché jusqu'à présent toute l'importance qu'il mérite, quoiqu'il se présente dans les deux observations avec une pleine évidence : Si l'on cherche dans l'atmosphère ambiante a reconnaître la présence de l'ammoniaque, on réussit à reproduire toutes les réactions de cet alcali : l'acide chlorhydrique, l'azotate mercureux, la phtaléine du phénol, le réactif de Fessler, tout confirme l'odeur ammoniacale sur les parois de l'intestin, au pylore, à l'origine du duodenum.

Sur le cadavre qui fait l'objet de la seconde observation ces phénomènes sont tellement nets qu'on croit tout d'abord à un empoisonnement par l'alcali volatil.

Cependant avant de porter définitivement ce diagnostic, on remonte aux anamnestiques, et on trouve que rien, ni dans la mort rapide du sujet, ni dans l'attitude tranquille du cadavre, n'autorise à rapprocher ces phénomènes des douleurs atroces et de la longue agonie de l'intoxication ammoniacale aigüe. »

On sera donc amené à chercher quel est le composé toxique qui peut donner lieu en même temps à ces signes d'intoxication rapide, et à une production relativement considérable d'ammoniaque dans le tube digestif.

Le cyanure de potassium du commerce est celui qui doit tout d'abord attirer l'attention des experts en raison de la facilité avec laquelle le cyanate de potasse, qu'il renferme toujours, se décompose et donne naissance à une quantité notable d'ammoniaque.

Nous ne saurions mieux faire pour appuyer notre dire que de reproduire les explications fournies par M. Hugounenq sur la présence de l'ammoniaque dans le tube digestif des gens empoisonnés par le cyanure de potassium.

Comment l'ingestion du cyanure a-t-elle pu donner lieu à la formation de l'ammoniaque? Cette ammoniaque ne pouvait pas être attribuée à la putréfaction, le cadavre étant frais et la mort datant à peine de quelques heures; c'est donc au cyanure de potassium qu'il faut en faire remonter l'origine.

Le cyanure commercial renferme presque toujours du cyanate de potasse formé aux dépens du cyanure sous l'action des agents d'oxydation : les solutions aqueuses de cyanate de potasse se décomposent sous les plus légères influences en carbonate de potasse, caustique alcalin très puissant et en ammoniaque. Nous avons vu l'explication des actions corrosives exercées sur la muqueuse du tube digestif et de l'estomac en particulier, nous comprenons également la réaction fortement alcaline du contenu stomacal, enfin la présence de l'ammoniaque n'a plus lieu de nous étonner, on l'a caractérisée par toutes ses réactions et elle existait bien réellement dans les deux cadavres, mais elle s'y était formée par une réaction secondaire due à la facile décomposition d'une impureté toujours contenue dans le cyanure commercial. Cette formation d'ammoniaque aux dépens du cyanure mêlé de cyanate, est connue de tous les chimistes, et si nous y insistons ici, c'est pour faire ressortir son rôle d'importance dans le diagnostic de l'empoisonnement qui nous occupe; c'est à titre de signe nécropsique négligé jusqu'à présent qu'elle nous intéresse parce que ce signe peut induire l'expert en erreur au début de son examen, parce qu'il peut lui faire porter des conclusions inexactes à la suite d'une premiere constation superficielle et hâtive.

Enfin il se peut que l'on ne trouve ni l'odeur d'amandes amères, ni une odeur ammoniacale franche et ce sera le cas lorsque la putréfaction sera assez avancée pour masquer l'odeur d'acide cyanhydrique.

Dans ces circonstances, un troisième pourra encore nous faire reconnaître les émanations de ce corps.

C'est une sensation particulière de sècheresse, de froid localisée à la partie postérieure et médiane du voile du palais, cette sensation persiste plusieurs minutes et est accompagnée quelques fois d'un goût amer qui se répand dans la bouche.

Nous avons signalé la facilité avec laquelle on perd la faculté de percevoir l'odeur de l'acide cyanhydrique. On le reconnaîtra toujours à se signe produit par l'anesthésie incomplète de la muqueuse des fosses nasales.

Il suffit pour le produire de deux ou trois inspirations vives, dans de l'air mélangé d'une quantité extrêmement faible d'acide cyanhydrique. Tels sont les renseignements qui peuvent nous être fournis par l'examen macroscopique du cadavre et des organes.

CHAPITRE V

QUE DEVIENT LE CYANURE DE POTASSIUM DANS L'ORGANISME ?

Pour répondre à cette question il est nécessaire de la diviser et d'envisager deux périodes :

1° Avant la mort ;

2° Après la mort.

On a vu plus haut que l'on ne pouvait concevoir la mort par les composés cyaniques sans admettre leur absorption et leur répartition dans l'organisme par l'intermédiaire du sang. Comment pénétre-t-il dans le sang et quels sont ses rapports chimiques avec les éléments de ce tissu ? Cette question fort controversée est encore loin d'avoir reçu une solution définitive. Le cyanure se décomposant dans l'estomac en hydrate d'oxyde de potasse et en acide cyanhydrique, c'est celui-ci que nous devons suivre d'abord.

Les uns pensent que l'acide cyanhydrique entre directement en combinaison avec l'hémoglobine pour former de l'hémoglobine cyanée.

Mais jusqu'à présent rien ne prouve l'existence de ce sel dans l'organisme avant la mort. On est même jusqu'à un certain point en droit de supposer que s'il en était ainsi, l'acide cyanhydrique serait loin d'avoir les propriétés de poison foudroyant qui le caractérisent ;

car l'on a pu introduire dans la circulation des dose considérables d'hémoglobine cyanée sans provoquer les accidents de l'intoxication cyanique.

D'autre part certains expérimentateurs n'ont pu retrouver, à l'examen spectroscopique, les raies d'absorption de ce sel dans le sang provenant d'animaux intoxiqués, en l'examinant au moment où il présentait la couleur rutilante ou lorsqu'il avait repris la coloration pourpre foncé.

La rapidité de l'élimination du poison par les poumons, dans les cas qui ne sont pas mortels, l'influence de la respiration artificielle sur cette élimination, semblent indiquer que l'acide prussique ne forme pas de combinaisons stables dans l'organisme vivant.

Après la mort, l'acide cyanhydrique imprègne tous les organes, et se répand à l'état gazeux aussitôt qu'il est mis en présence de l'air. Certains organes cependant paraissent avoir plus particulièrement la propriété de le retenir en plus grande quantité. Tels sont le cerveau, le foie, la rate, le poumon etc. On le retrouve moins souvent dans le sang lui-même que dans les autres organes. Ceci tient peut-être à un phénomène de dyalise qui force après la mort l'acide contenu dans le sang à passer dans des liquides d'une densité moindre comme le liquide céphalorachidien, ou les sérosités des grandes cavités splanchniques.

Quant au cyanure de potassium, il est toujours plus ou moins décomposé et l'on ne trouve plus guère dans l'estomac qu'un mélange de cyanure de potassium, de chlorure de potassium, de formiate de potasse si le sel était un tant soit peu altéré, d'ammoniaque et enfin une certaine quantité d'acide cyanhydrique libre qui n'a pas été entrainée dans la circulation.

CHAPITRE VI

DE LA POSSIBILITÉ DE RECONNAITRE LES EMPOISONNEMENTS PAR LE CYANURE DE POTASSIUM OU L'ACIDE CYANHYDRIQUE

Les travaux des chimistes, sur l'acide cyanhydrique ont mis à la disposition de l'expert des procédés de recherches tellement parfaits, que l'on peut dans un cadavre retirer tout l'acide cyanhydrique qu'il contient et par conséquent doser cet acide cyanhydrique.

Lorsque l'acide cyanhydrique a subi dans le cadavre une décomposition complète, on peut encore retrouver les produits de sa décomposition : (Formiate de potasse).

Enfin le formiate de potasse lui-même peut avoir disparu et l'on ne retrouve plus rien. On ne saurait préciser une durée à chacune de ces trois périodes par lesquelles peut avoir passé le cadavre, avant d'arriver dans le laboratoire de l'expert.

Il semble cependant que l'on soit en présence d'un poison dont la démonstration ne doit pas donner lieu à de grandes discussions. Malheureusement, la question ne saurait se réduire à ces trois propositions. Présence du poison, présence de ses produits de décomposition, ou absence complète de l'un et des autres.

On doit en effet se poser avant tout cette question :

L'acide cyanhydrique trouvé dans l'organisme peut-il provenir d'une autre source que de l'empoisonnement ?

Chapuis dans son traité de toxicologie se montre absolument opposé à l'opinion soutenue autrefois par Orfila et n'admet pas que l'acide cyanhydrique puisse se produire de toute pièce dans l'organisme pendant la décomposition des tissus, il déclare que cette production d'acide cyanhydrique est impossible puisque la décomposition détruit l'acide cyanhydrique. Cette réponse nous paraît trop absolue.

Bonjean, en 1870, admettait que l'acide cyanhydrique se détruit dans un cadavre au bout d'un certain temps, et cependant, il disait : « L'acide prussique peut et doit se retrouver parmi les nombreux produits auxquels donne lieu la fermentation putride : — Les matières animales distillées avec de l'eau à une chaleur de 100-120° peuvent quelquefois donner les réactions caractéristiques de l'acide prussique. » Ces propositions, émises par Bonjean, sont aujourd'hui confirmées par la découverte de l'adénine. On lit, en effet, dans le travail de M. Linossier sur les ptomaïnes et les leucomaïnes : « M. Kossel attaché à l'institut physiologique de Berlin a extrait du pancréas et de la rate une base bien définie : l'adénine dont la formule représente 6 fois celle de l'acide cyanhydrique. Cette base, qui provient du dédoublement de la nucléine substance propre des noyaux des cellules, traitée par la potasse caustique fournit une quantité notable de cyanure de potassium. La quantité semble en être relativement considérable : de 75 livres de pancreas, Kossel a pu extraire de 6 à 7 grammes d'adénine ».

Il est bien évident que l'expert ne peut considérer comme négligeables de semblables causes d'erreur.

De même Struve a démontré que l'acide formique peut se rencontrer dans l'organisme sain ou malade il l'a retrouvé dans des vomissements de phtisiques.

Nous ne voulons pas retracer ici les divers procédés qui ont été proposés pour rechercher la présence de l'acide cyanhydrique et les moyens indiqués par tous les ouvrages de toxicologie pour se mettre à l'abri des causes d'erreur provenant de la présence de composés cyaniques non toxiques ou existant normalement dans l'organisme comme le ferrocyanure de fer par exemple que l'on retrouve dans la salive. Ces divers procédés comme nous l'avons dit plus haut sont excellents pour démontrer la présence de l'acide prussique dans l'organisme. Mais ils ne peuvent nous démontrer que ce fait et ne sauraient nous faire connaître son origine.

Dans le cas particulier du cyanure de potassium on a eu jusqu'à présent à reconnaître que des cas d'empoisonnement par des doses massives et l'on a pu reconnaître non seulement la présence d'une quantité notable d'acide cyanhydrique dans les organes, mais encore la présence du cyanure dans le tube digestif, il est évident que dans des cas semblables aucun doute n'est possible. Il n'en serait pas de même dans un cas de suspicion d'empoisonnement par une dose très faible de cyanure. Dragendorff conseille dans ce cas de baser le diagnostic sur les symptômes présentés par le malade avant la mort, et sur l'ensemble des lésions après la mort.

Il est d'avis que, dans les cas de doses faibles, on ne rencontre que difficilement l'acide cyanhydrique, et que le dosage d'une si petite quantité est impossible ; il n'admet pas non plus que dans ce cas on puisse arriver à un dosage d'une approximation suffisante par l'évaluation de la potasse que l'on pourrait retrouver dans l'estomac ou l'intestin, car une si faible quantité de potasse peut toujours se rencontrer même dans l'organisme sain.

Néanmoins ce procédé de dosage de la potasse peut rendre de réels services lorsque l'on est certain d'avoir affaire au cyanure de potassium. Il permet d'évaluer la quantité de poison ingérée, en se mettant à l'abri de l'erreur par défaut, qui, dans le dosage de l'acide cyanhydrique, peut provenir de l'élimination ou de la destruction d'une partie de ce corps.

Ce procédé n'étant pas décrit par les auteurs, nous empruntons ici au travail de M. Hugounenq l'exposé des des règles à suivre pour l'appliquer.

Le contenu stomacal, placé dans une cornue et additionné d'acide tartrique en excès, est distillé au bain-marie : l'acide prussique passe à la distillation ; la liqueur placée dans la cornue se concentre, tandis que le potassium passe à l'état de bitartrate ou crême de tartre sel peu soluble, dont la solution additionnée d'alcool fort et abandonné au froid de la nuit, laisse déposer une abondante cristallisation. Ces cristaux recueillis sont lavés à l'aide d'une solution, saturée de crême de tartre, séchés et pesés. A une molécule de bitartrate correspond une molécule de cyanure : un calcul très simple permet alors de déterminer le poids de ce dernier.

Cette méthode n'est pas absolument rigoureuse, car la crême de tartre est partiellement soluble dans l'eau. Néanmoins, à cause de sa faible solubilité, le procédé peut être considéré comme très suffisant quand il s'agit d'apprécier des quantités considérables de cyanure. Il serait facile du reste de tenir compte de cette petite erreur, connaissant le volume de la liqueur et la solubilité du bitartrate qui est de 0,40 p. 100 cc. de la solution à 10°. Dans l'eau alcoolisée cette solubilité est encore réduite et l'erreur commise devient négligeable.

Ce procédé est en revanche expéditif et pratique ; il permet d'utiliser toute la substance toxique, d'atteindre un double résultat dans une seule opération simple et rapide. Nous croyons qu'il est appelé à rendre quelques services.

OBSERVATIONS

—

OBSERVATION I

Je soussigné, Jean-Alexandre-Eugène Lacassagne, professeur de médecine légale à la Faculté de médecine de Lyon, demeurant dans cette ville, rue de la Charité, n° 58, sur la réquisition de M. Prieur, commissaire de police de la Bourse, en date du 5 avril 1883.

Serment préalablement prêté, me suis transporté le même jour rue C..., pour y visiter le cadavre de la nommée J. B..., trouvée morte dans sa chambre, le 5 avril à midi, et dresser rapport sur les causes de la mort. Cette femme, ajoute le réquisitoire, se serait empoisonnée.

1° Les voisins et la propriétaire nous racontent que cette fille était souffrante depuis quelque temps, souvent elle avait manifesté des intentions de suicide, et à plusieurs reprises, elle aurait montré un flacon contenant un poison qui lui avait été donné, disait-elle, par un étudiant en médecine. Son amant l'a quittée à 7 heures du matin, et rien ne faisait prévoir son intention d'en finir avec la vie. Le matin, à 10 heures, on l'a encore entendue remuer dans sa chambre. Nous trouvons le corps allongé sur le plancher, portant sur le côté gauche, les mains ramenées l'une sur la poitrine, l'autre sur le ventre ; les cuisses sont repliées. La tête porte sur le côté gauche. La face est violacée ; quand on presse sur les lèvres, il s'écoule un peu de liquide. Il y a une coloration rougeâtre des lèvres.

Les pupilles sont dilatées. Il y a une ecchymose à l'angle interne et externe des deux yeux.

Le corps est revêtu d'un peignoir et d'une chemise. Il y a écoulement de matières fécales. Des rougeurs existent sur tout le côté gauche : il y a une coloration marbrée en arrière. Nous notons de la contracture du gros orteil gauche et de la rigidité du cou : cette rigidité n'existe pas aux membres.

Sur la cheminée, un flacon renfermant un sel dont nous ne pouvons maintenant reconnaître la nature et un verre contenant quelques gouttes d'eau tenant en suspension quelques petites parcelles d'un corps sans odeur ni saveur. Pas de traces de désordre dans la chambre. Dans la cheminée, quelques papiers brûlés.

2° Le lendemain 6, à 1 heure de l'après-midi, au laboratoire, nous procédons à un examen plus complet.

Le corps est celui d'une femme de 26 ans : sa taille est de 1m 56, sa grande envergure de 1m 60.

La face présente des plaques marbrées ne résultant pas du décubitus, on ne trouve pas d'ecchymoses résultant de traumatisme ; il y a une coloration très foncée sur la joue gauche, résultant d'un décubitus sur cette partie. Au cou, il y a des marbrures d'un rouge assez vif, disposées symétriquement dans les espaces sus-claviculaires. Vergetures dans les deux régions iliaques.

A la partie postérieure de la tête, aucune trace de traumatisme, ni sur le tronc. L'anus entrouvert laisse échapper une quantité assez considérable de matières fécales.

Sur les mains fines et soignées, aucune trace de travail manuel. Quelques lividités sur les bras. Chair de poule à la partie interne des cuisses. Les orteils sont contracturés en extension, comme si la mort avait surpris le sujet en état de tétanisation.

Le cœur. — Cet organe paraît extérieurement normal ; dans le ventricule droit, on trouve des caillots fibrineux avec empreintes valvulaires, de même dans l'oreillette. Le ventricule gauche est contracté ; il contient également descaillots. Légères adhérences aux sommets des *poumons* des deux côtés, surtout du côté gauche. Le sang présente un aspect groseille dans les vaisseaux incisés, mais sans odeur spéciale. Les valvules du cœur sont normales.

Poumons. — Du côté droit, au lobe supérieur, plusieurs tubercules crus, agglomérés au sommet. Congestion marbrée assez uniforme de tout l'organe, sans ecchymose sous-pleurale. A la coupe, nous constatons une congestion généralisée, caractérisée par une teinte d'un rouge cerise, plus foncée vers la base, et au sommet; tubercules miliaires dans le lobe moyen. *Du côté gauche :* tout le sommet du lobe supérieur est en dégénérescence tuberculeuse jusque sur la face diaphragmatique.

Estomac. — Rien à noter à la langue, à la cavité buccale et à l'œsophage. La face extérieure de l'estomac est à peu près normale au pylore, très congestionnée vers le cardia et sur la face postérieure. Congestion de tous les vaisseaux superficiels. En ouvrant l'estomac, on trouve environ 150 gr. d'un liquide rouge dégageant une odeur pénétrante rappelant l'ammoniaque et qui répand des vapeurs blanches au contact de l'acide chlorhydrique. L'estomac est lavé à grande eau et sa surface interne présente une teinte feuille morte : cette surface est velvétique et au milieu de ses nombreuses saillies, on trouve des érosions. La muqueuse est détruite; le tissu sous-muqueux est mis à nu et présente une coloration blanche sur laquelle tranche le rouge groseille des parties restantes de la muqueuse. Les lésions sont plus accusées sur le bord inférieur.

Intestin. — On y trouve une grande quantité de liquide visqueux comme dans la diarrhée muqueuse, mélangé d'une forte proportion de sang. Dans les 50 premiers cent-signe de congestion très vive caractérisée par des érosions. Aspect à peu près normal pendant environ 2 m. A partir de ce point congestion aussi vive qu'au duodénum. Dans certains points on trouve des parties livides, dans d'autres des arborisations très vives. En avant de la valvule iléo-cœcale, pendant 0,80c,, la muqueuse est striée par des lignes distantes de 0,006 mm. rappelant des coups de pinceau. Les follicules clos n'ont pas d'altération, mais vers la partie arborisée, on trouve des points blancs tubéreux. A partir de la valvule, rien de particulier.

Le Foie est volumineux, congestionné, rempli d'un sang liquide assez abondant.

La Rate volumineuse (mêmes remarques que pour le foie.

Reins congestionnés.

Organes génitaux: col aplati à fente transversale, un peu de métrite du col, dégénérescence kystique et tuberculeuse des deux ovaires et des trompes.

Vessie contenant 4 ou 5 cuillerées d'une urine jaunâtre et épaisse.

Crâne. Etat congestif du crâne. Congestion des tissus. Rien à noter à la coupe du cerveau.

Conclusions. — C'est un empoisonnement suicide. — Après analyse chimique l'agent toxique a été reconnu être du cyanure de potassium.

OBSERVATION II

Sur la réquisition de M. Jacquot, commissaire de police du quartier de St-Louis, en date du 20 décembre 1888, me suis transporté le lendemain à 1 heure à la Morgue, pour, après visite, dresser rapport de l'état du cadavre d'un individu inconnu, paraissant âgé de 55 ans, trouvé mort dans le cimetière de la Madeleine.

1° Le corps a été reconnu ; c'est celui d'un nommé M.. âgé de 56 ans. Il mesure 1.60 de longueur, la rigidité cadavérique persiste, elle est très marquée. Les cheveux grisonnent ; calvitie commençante au vertex. Sourcils bruns. Pupilles moyennement dilatées, à peu près égales ; léger cercle sénile. Rien aux narines. La bouche est entr'ouverte, aucune odeur spéciale à cet orifice. Il manque un grand nombre de dents à la partie antérieure des mâchoires. Rien au pourtour des lèvres ou sur la langue. La barbe, très longue, est grisonnante. Rien au cou. Il existe au-dessus de la clavicule gauche une légère rougeur, due probablement à la pression des habits. La poitrine et l'abdomen sont couverts de poils noirs ; quelques poils blancs au pubis. Le ventre est souple ; pas de commencement de putréfaction, rien de particulier à la verge et au scrotum. Une double hernie était maintenue par un bandage. Rien aux membres supérieurs. En arrière, rougeurs de décubitus. Anus normal. Pas de signes d'identité professionnelle. Les ongles sont violacés et courts ; tache d'encre aux doigts, des crevés pratiqués en diverses parties du corps n'indiquent l'existence d'aucune infiltration sanguine profonde. En résumé pas de traces extérieures de violence.

2° Les vaisseaux incisés au moment de l'ouverture du thorax laissent échapper en abondance un sang fluide, d'un rouge intense. Les poumons volumineux (poids 1 k.) d'un rouge ardent, renfermant beaucoup de sang fluide, sont le siège d'un emphysème très manifeste. Leur surface est parsemée de points hémorragiques et il y a de l'œdème carminé dans les différents lobes. Pas d'épanchement dans la plèvre ; pas d'adhérences pleurales. Le péricarde renferme un peu de sérosité. Pas d'ecchymoses sous-péricardiques. Les coronaires sont dures au toucher, athéromateuses, elles ne renferme pas de caillots. L'aorte est rugueuse. Il existe un rétrécissement bien marqué avec athérome des valvules sigmoïdes. Le fibre musculaire ne paraît pas altérée.

3° L'estomac est petit, contracté. La surface externe est congestionnée surtout près de l'épiploon gastro-splénique. Il renferme deux cuillerées de liquide coloré. Lorsqu'on l'a ouvert, on a remarqué une très forte congestion. La surface est sillonnée par des colonnes épaisses, sinueuses, d'un rouge brun. Dans la grande courbure il y a une congestion intense et un amincissement tel de la paroi que la muqueuse a disparu et que la tunique musculaire est atteinte. Dans la partie située au-dessous du cardia, il y a une teinte jaune orangée assez marquée. Dans d'autres points la coloration est chamois.

La congestion diminue jusqu'au pylore où elle est alors d'un rouge assez vif, couleur hortensia. La cavité stomacale exhale une odeur d'ammoniaque très manifeste, odeur particulièrement accusée vers le pylore. Avec les procédés chimiques suivants, la présence de l'ammoniaque est bien mise en évidence. Ainsi, avec une baguette trempée dans l'acide chlorhydrique et déposée au-dessus de la muqueuse, on obtient des vapeurs blanches abondantes. Avec du papier tournesol rouge, on obtient une coloration légèrement violette lorsqu'on la place à une certaine distance de l'intestin ouvert et une coloration bleue au contact. Dans des conditions semblables, le papier de phtaléine prend une coloration rouge criard éclatant. Le papier à l'azotate mercureux noircit. Avec le réactif de Nessler, on a une teinte jaune, puis brun marron.

Le duodénum et l'intestin sont ouverts. La muqueuse est congestionnée très vivement sur l'étendue d'un mètre environ et l'iléon est rempli de matières fécales. Les vaisseaux mésentériques sont volumineux et gorgés de sang. Cette congestion diminue à mesure qu'on s'éloigne du duodénum. L'œsophage est ouvert dans toute sa longueur. La muqueuse est éraillée, cautérisée, avec des plaques de congestion ; d'autres d'un blanc nacré. L'épithélium est enlevé depuis la partie moyenne jusqu'au cardia. Nous avons déjà dit que la bouche ne présentait pas de traces de cautérisation et de brûlure.

4° Le foi est congestionné. Il s'écoule beaucoup de sang à l'incision. Dans la vésicule, une douzaine de calculs à pans réguliers permettant l'accolement des calculs entre eux. Les reins, d'un volume normal, rouges, en quelques parties brunâtres. Les capsules s'enlèvent facilement ; à la coupe, forte congestion surtout de la substance corticale. Le rein gauche est brun noirâtre, plus congestionné que le rein droit. Dans la vessie, 50 gr. d'urine environ, sans ammoniaque et à réaction amphotère. La rate est grosse, confluente et congestionnée.

Il n'y a pas de trace de péritonite, pas d'épanchement dans la cavité péritonéale; pas d'étranglement herniaire Le sang est d'un rouge vif assez marqué ; le liquide qui baignait l'estomac est tellement caustique que les doigts qui ont manié la muqueuse sont comme cautérisés. Une partie de l'épiderme est enlevée. Il y a en certains points des mains une coloration brun jaunâtre. Une sensation de cautérisation sur de petites écorchures, et, soit coïncidence, soit action réelle, nous avons éprouvé, le soir, une certaine prostration, une grande fatigue. Le cerveau est congestionné; le bulbe et la protubérance paraissent plus mous qu'à l'état normal. Tous ces organes exhalent une odeur d'amandes amères.

5° Sur nos indications, le commissaire de police s'est transporté au cimetière de la Madeleine et a trouvé un flacon d'environ 60 gr., renfermant un liquide et des cristaux avec lesquels on reconnaît facilement le cyanure de potassium. Le malheureux M... se livrait à des expériences de chimie pour trouver des procédés de teinture d'étoffe. Il y a eu suicide avec une solution concentrée de cyanure de potassium.

Conclusions. — Le nommé M... a succombé à l'absorption d'une forte dose de cyanure de potassium. La situation dans laquelle a été trouvé le cadavre, l'état des vêtements, la rapidité de la mort, presque foudroyante, tout montre qu'il y a eu suicide.

Voici l'examen anatomo-pathologique fait par M. le professeur R. Tripier.

Estomac. — Durcissement par l'alcool et la gomme, coloration par le picro-carmin.

Ce qui domine, c'est l'infiltration de la muqueuse par une grande quantité de cellules lymphatiques accumulées entre les tubes glandulaires et peu colorées.

L'épithélium des tubes est conservé jusqu'à la surface de la muqueuse et on remarque seulement sa pâleur, qui rend les noyaux difficiles à distinguer.

Les follicules lymphatiques paraissent augmenter de volume ; en tous cas les cellules sont confluentes et bien colorées. Congestion vasculaire de la muqueuse. Rien de particulier dans la partie profonde de la paroi.

Cœur. (Même préparation). Coloration pâle des fibres musculaires dont les noyaux sont cependant nettement colorés et distincts. Striation normale, sans aucune dégénérescence, sans désintégration.

Pas d'inflammation interstitielle.

Rein. (Même préparation). L'épithélium des tubuli est notablement altéré. Il est peu coloré et granuleux. Les noyaux sont peu ou pas visibles. Ce sont les cellules des tubes contournés qui sont le plus altérées. Quelques-unes sont détachées ou même ne forment plus que des débris granuleux, irrégulièrement accumulés dans les tubes. La plupart sont cependant situées contre la paroi des tubes, mais leur extrémité interne est plus ou moins détruite.

Dans beaucoup de points, on trouve une sclérose ancienne sous forme de plaques ou de trainées irrégulières, particulièrement autour des vaisseaux, englobant ainsi des glomérules et un certain nombre de tubes plus ou moins altérés.

Foie. (Même préparation). Capsule de Glisson un peu épaissie.

Les espaces *portes* paraissent légèrement agrandis et sclérosés.

Tous les vaisseaux sont dilatés. Les capillaires des lobules également distendus sont remplis de globules sanguins presque incolores.

Les cellules hépatiques sont petites et granuleuses. Leurs noyaux sont peu colorés et peu visibles.

Poumon (Durcissement par l'alcool après avoir séjourné dans le liquide Müller ; coloration par le picro-carmin).

Emphysème pulmonaire très manifeste. Dépôts charbonneux assez abondants autour des vaisseaux et des bronches avec quelques points sclérosés légèrement. Congestion vasculaire sur d'autres points. Les globules sanguins contenus dans les gros vaisseaux ont leur aspect à peu près normal, mais dans les capillaires ils ont un aspect granuleux et une teinte jaunâtre réfringente.

Pas d'inflammation récente.

Examen chimique d'un échantillon de sang, d'urine et de liquide stomacal.

1° *Sang.* — Le sang est rutilant, d'une odeur fade, non putréfactive; il est assez fluide; mis en solution dans un grand excès d'eau, il lui communique une couleur rouge orange. Cette solution présente au spectroscope les bandes d'absorption de l'hémoglobine normale, nullement celle de l'hémoglobine cyanée. L'examen chimique ne révèle pas dans cette échantillon de sang la présence du cyanure de potassium; au microscope les globules apparaissent altérés ;

2° La quantité d'urine examinée est de 20^{cc} environ. Cette urine est pâle; elle est neutre. Elle donne par le repos un dépôt assez abondant formé de mucus emprisonnant quelques cellules épithéliales. Chauffée avec quelques gouttes d'acide nitrique, elle se trouble et abandonne un coagulum volumineux : c'est de l'albumine. La quantité d'albumine est de 1 gr. 55 par litre. Est-ce une albuminurie consécutive à l'intoxication ? Ou bien cette albuminurie est-elle simplement un phénomène *post mortem ?* C'est ce qu'il est impossible de dire ;

3° Le liquide contenu dans l'estomac avait un volume de 20^{cc} environ ; il était brun rougeâtre, assez épais, filant, de réaction fortement alcaline, d'odeur légèrement mais nettement cyanique. Ce liquide a laissé déposer une sorte de coagulum où le microscope révèle la présence de fragments épithéliaux provenant du revêtement interne de la muqueuse stomacale. Le liquide paraît avoir agi en ce point comme un caustique alcalin déterminant les lésions locales propres à cette catégorie de poisons.

Le contenu stomacal a été introduit dans une cornue de 400^{cc} de capacité et distillé au bain-marie au contact d'un léger excès d'acide tartrique préalablement dissous dans l'eau.

La liqueur limpide et incolore qui passe est recueillie et soumise aux réactions suivantes :

1° Cette liqueur présente une forte odeur d'acide prussique ; cette odeur prend à la gorge et produit la sensation désagréable des vapeurs cyanhydriques ;

2° Additionnée d'azotate d'argent, elle donne un précipité abondant, blanc, caséeux, soluble dans l'ammoniaque et l'acide nitrique bouillant.

Ce précipité lavé, séché et calciné dans un tube de verre au contact de quelques parcelles d'iode, donne des vapeurs âcres qui se condensent par refroidissement sur les parois du tube, en aiguilles : c'est de l'iodure de cyanogène ;

3° Cette liqueur, traitée par la potasse, le sulfate ferroso-ferrique et l'acide chlorhydrique donne un précipité bleu de Prusse ;

4° Evaporée au bain-marie après addition de sulfhydrate d'ammoniaque, elle laisse un léger résidu qui, repris par l'eau, acidulé par l'acide chlorhydrique et additionné d'une goutte de chlorure ferrique, produit une coloration rouge sang : c'est du sulfocyanate ferrique ;

5° Bouilli avec de la potasse et de l'acide picrique, un échantillon de la liqueur prend une teinte rouge foncée ;

6° Si on ajoute à quelques gouttes de ce liquide du sulfate de cuivre, de la potasse et enfin un léger excès d'acide azotique, on observe la formation d'un précipité blanc de cyanure de cuivre ;

7° L'addition à la liqueur d'une goutte d'azotate mercureux, donne immédiatement un précipité gris de mercure métallique ;

8° Enfin, avec l'azotate d'urane et le sulfate de fer ammoniacal, on observe la production d'un précipité rouge foncé.

Toutes ces réactions caractérisent l'acide prussique. On a cherché à constater, à côté de l'acide prussique, dans le liquide distillé, la présence de l'acide formique : mais on n'en a pas trouvé trace.

Le résidu liquide de la distillation, abandonné au refroidissement, a laissé déposer une cristallisation abondante de tartrate acide de potassium. Ces cristaux ont été recueillis avec soin, lavés et pesés : ils pesaient 6 grammes, ce qui correspond à 2 gr. 40 de cyanure de potassium. Mais comme l'opération n'a porté que sur les deux tiers du contenu stomacal, il faut ajouter un tiers à ce chiffre. 3 gr. 20 est donc le nombre qui représente la quantité de cyanure trouvée dans l'estomac. Quant au poids de cyanure ingéré, on peut inférer qu'il n'était pas beaucoup plus élevé que 3 gr. 20, car presque tout le contenu stomacal a été recueilli, il représentait à peu près le volume de la solution absorbée, autant qu'on en peut juger par le flacon trouvé près du cadavre. D'autre part, le toxique ne paraît guère avoir dépassé l'estomac qu'en faible proportion ; enfin, une pareille dose ayant amené la mort en quelques instants, a dû arrêter l'absorption, de sorte qu'on peut estimer au total à 4 ou 5 grammes le cyanure de potassium ingéré. Ajoutons que l'acide formique a été recherché dans le résidu de la distillation et qu'on n'a pu le caractériser par aucune de ses réactions.

OBSERVATION III

Communiquée par M. le Dr Coutagne.

Le 8 juillet à 7 h. 15 du soir, le nommé B. P..... est entré dans un café, s'est fait servir un verre d'eau, y a jeté du cyanure de potassium qu'il a absorbé, il est sorti précipitamment et il est mort foudroyé dans la rue.

EXAMEN DU CADAVRE

A. *Examen externe.* — Rigidité, pas de putréfaction.

Sur le front plaques de cyanose.

Erosion de la peau sur le bord du sourcil gauche mesurant 16mm d'où s'échappe du sang coagulé : Au-dessus teinte verdâtre ecchymotique.

Yeux troubles injectés dans la région caronculaire à droite surtout. Pupille plus dilatée à droite. Lobules des oreilles violacés ainsi que région environnante surtout à droite. Dents serrées, muqueuse labiale pâle ; à gauche du frein de la lèvre supérieure, deux pertes de substance ecchymotiques de la grosseur d'une tête d'épingle, rien au cou. Par l'urètre écoulement muqueux. En arrière piqueté scarlatineux très accusé, érosion sans importance à la région lombaire ; rien à l'anus. Membres supérieurs ne présentent rien de particulier. Ongles cyanosés.

B. *Examen interne.* — Sang diffluent en grande quantité dans tous les organes coloration rouge amaranthe odeur d'amandes amères. Estomac dilaté à l'extérieur. Rougeur spéciale et arborisations foncées.

Œsophage présente œdème du tissu ambiant. A son ouverture on note surtoute sa muqueuse une coloration violacée à peu près uniforme plus marquée à mesure qu'on descend du pharynx vers le cardia ; toutes les tuniques semblent infiltrées comme par l'action d'un liquide irritant. De nombreuses ulcérations de forme linéaire, la plus grande n'a pas moins de 0m015mm de long

L'estomac contient 1/4 de litre de liquide à coloration rougeâtre réaction neutre, odeur ammoniacale ; la muqueuse stomacale est rouge sombre uniforme. En certains points ulcérations rouge groseille. Sur presque toute son étendue un très grand nombre d'érosions et d'ulcérations dont quelques-unes mettent à nu la tunique musculeuse. Cœur contracté, gorgé de sang.

Quelques caillots dans les ventricules gauche et droit le reste du sang est liquide avec les caractères décrits ci-dessus. Sur la face postérieure du cœur on trouve quelques taches de Tardieu.

Foie et rate volumineux congestionnés pleins d'un sang très fluide.

Reins : coloration foncée uniforme rappelant les reins asphyxiques. Hémorrhagies dans la substance corticale.

Poumons de consistance spongieuse uniforme teinte générale plutôt claire du côté du diaphragme noyeau de consistance presque osseuse pas de taches de Tardieu.

Larynx et trachée pleins d'écume blanche, abondante, jusqu'à la bifurcation des bronches. Muqueuse sous-jacente rosée à peine congestionnée.

Congestion plus vive à mesure qu'on s'avance dans les ramifications bronchiques.

A la coupe, le tissu pulmonaire présente une quantité considérable de sérosité. Œdème aigü rappelant celui des noyés.

Intestin : Congestion à la surface externe contient un liquide fécaloïde.

Dans les 20 premiers centimètres, aspect analogue à celui de l'estomac, quelques arborisations vasculaires.

Dans les trois mètres qui suivent : arborisations vasculaires, gonflement des plaques de Peyer, quelques hémorrhagies sous-muqueuses. Ces caractères sont marqués jusqu'au gros intestin.

EXAMEN CHIMIQUE

L'urine de la victime est trouble, d'odeur fade et présente nettement une réaction acide.

L'acide nitrique y décèle une proportion considérable d'albumine.

La recherche de l'acide cyanhydrique a été faite directement dans cette urine en la traitant.

1° Par le sulfate ferroso ferrique;

2° Par un léger excès de soude hydratée;

3° Par un excès d'acide chlorhydrique.

Le liquide après tous ces traitements est demeuré incolore ou du moins n'a pas pris la teinte bleue ou verte qui eût décelé la formation du bleu de prusse provenant de la transformation de l'acide cyanhydrique.

L'urine ne contenait donc pas de cyanure de potassium. Le sang qui nous a été remis ne présente rien de particulier comme coloration, son odeur est à peu près nulle et ne rappelle en rien celle de l'amande amère.

Examiné au spectroscope, dans une cellule à parois parallèles, après avoir été dilué convenablement et filtré, il montre les deux bandes d'absorption de l'oxy-hemoglobine paraissant légèrement déplacées à droite dans la direction du vert. (Aucune mensuration n'a été faite pour déterminer le siège exact de ces bandes ainsi que leurs dimensions).

Cette même préparation soumise au traitement par le sulfure d'ammonium change à peine de couleur et nous a paru brunir beaucoup moins que le sang normal traité de même, la couleur de la préparation est rouge cerise.

L'examen spectroscopique pratiqué de nouveau, et de suite, montra que les deux bandes d'absorption ne sont pas immédiatement remplacées par la bande de réduction dite de Stockes.

25^{cc} de ce sang qui était en partie coagulé ont été délayés dans 100 centim. cubes d'une solution à 1/100 d'acide tartrique et introduits dans un matras de verre muni d'un bouchon à deux trous, l'un donnant passage à un tube en communication avec l'atmosphère extérieur et plongeant jusqu'au fond du liquide.

L'autre tube deux fois recourbé mettant en relation l'atmosphère du ballon avec un flacon à large goulot contenant le réactif suivant :

Teinture récente de Gaïac préparée avec de l'alcool à 60e et quelques gouttes d'une solution étendue de sulfate de cuivre.

Une trompe à eau convenablement réglée permettait de faire traverser le liquide du ballon par un courant d'air continu.

Le ballon étant placé sur un bain-marie, l'expérience a été commencée de suite, et presque aussitôt le réactif du flacon indicateur s'est coloré faiblement en bleu ce qui, en l'espèce, prouve que ce sang contenait des traces seulement d'acide prussique, le réactif étant d'une sensibilité extrême.

En résumé nous n'avons pas trouvé d'acide cyanhydrique dans l'urine de la victime et nous n'en trouvons que des traces seulement dans le sang dont les caractères spectroscopiques nous ont paru modifiés dans un sens favorable à l'expérience chimique que nous avons faite.

OBSERVATIONS IV (*the Lancet*, Krockott)

Sophie P..., âgée de 30 ans, fut vue le 4 octobre à 4 heures du matin. Environ 50 minutes avant, elle avait absorbé dans un but de suicide du cyanure de potassium. Elle paraissait avoir vécu dans une situation très misérable.

Elle prit un morceau du sel, de la grosseur d'un morceau de sucre ordinaire, le cassa, en absorba la plus grande partie. Quelques secondes après, elle devint très froide avec la tête chaude, puis elle perdit le sentiment jusqu'au moment où elle se retrouva dans un lit à l'hôpital.

Suivant le rapport de témoins, elle tomba soudain sur la face, sans dire un mot. Elle fut alors transportée directement à l'hôpital St-Thomas par ordre de la police. Un des Policemen retira plusieurs morceaux de sel, restés entre les lèvres de la victime, pendant qu'elle était encore chez elle.

Lorsqu'elle fut examinée à l'hôpital, environ 10 minutes plus tard, elle était complètement insensible et sauf une inspiration saccadée par intervalles, elle était en état d'apnée.

La face était congestionnée, livide, les lèvres flasques et froides, les pupilles dilatées, les paupières fermées, le pouls insensible.

Expulsion involontaire de l'urine mais non des matières fécales. Une odeur d'amandes amères se répandait dans toute la salle.

La patiente était considérée comme morte quand on l'apporta à l'hôpital, la respiration artificielle fut employée avec des affusions froides, des flagellations de la poitrine avec une serviette mouillée.

Après avoir ouvert la bouche avec assez de difficulté, on retira au moyen de la pompe stomacale le contenu de l'estomac qui était fortement odorant ; 15 onces d'une solution de sulfate ferreux (20 grains par once) furent injectées. L'estomac n'était pas plein. A ce moment, la respiration cessa complètement, la respiration artificielle fut reprise énergiquement. Une injection de 40 minimes d'ether fut administrée. L'état de la malade s'améliora graduellement, mais la respiration artificielle dut être continuée d'une façon plus ou moins constante pendant une heure et pendant une autre heure à des intervalles plus éloignés, attendu que la respiration spontanée s'arrêtait lorsqu'on suspendait la respiration artificielle. Même au bout de ce temps, les mouvements respiratoires étaient extrêmement lents et irréguliers, mais ils s'amélioraient d'une façon marquée après une 2me injection d'éther. Avant cela une quantité de solution de carbonate de potasse avait été versée dans la gorge.

La patiente recouvrit peu à peu sa connaissance, environ 2 heures après son admission; mais elle était dans un état d'abattement extrême et de somnolence; elle ne pouvait rien dire de ce qu'elle sentait. Son état s'améliora cependant vers le soir et elle ne se plaignit de rien si ce n'est d'une sécheresse extrême de la bouche et d'une sensation désagréable derrière le sternum et à l'épigastre.........

Le premier vomissement donna une réaction nette de bleu de prusse avec l'acide sulfurique et prit une coloration vert sombre. La respiration avait une légère odeur d'amandes amères. Le jour suivant elle dormit presque continuellement, mais sans autre symptôme. Elle quitta l'hôpital 4 jours après, entièrement guérie.

Elle avoue qu'elle avait bu un peu le jour de l'empoisonnement, mais déclare qu'elle n'était pas ivre.

OBSERVATION V

(*La Reforma medica,* n° 75. 1887).

Un jeune homme, orfèvre, ingéra dans le but de se donner la mort deux grammes de cyanure de potassium en solution dans de l'eau. Il eut le temps d'appeler à son secours un de ses compagnons de travail avant de tomber sans connaissance.

Peu d'instants aprés, vomissements répétés, abattement et anéantissement complet des forces, cyanose, refroidissement des extrémités, respiration stertoreuse très affaiblie.

Le médecin qui fut appelé ne jugea pas utile de pratiquer le lavage de l'estomac, eu égard aux nombreux vomissements qui avaient eu lieu. Il employa tour à tour les excitants, l'électricité, la respiration artificielle d'après la méthode de Silvestre, les injections hypodermiques d'éther et de camphre enfin un bain chaud.

Le second jour le patient put se lever et le troisième il entra en convalescence.

OBSERVATION VI Stearer (de Liverpool)

(*The province medical,* Journal 1886).

Un jeune homme marié avait donné quelques signes d'aliénation mentale à la suite d'une chute sur la tête ; Il était amateur de photographie pour laquelle il se servait de solution de cyanure de potassium. Le 23 février 1885, sa femme le trouva en proie à une crise de convulsions ; il demanda à boire et mourut quelques instants après. De la bouche s'exhalait une odeur d'acide prussique ; les pupilles étaient très dilatées, la face pâle et bleuâtre, les dents rapprochées par la contracture. L'autopsie fut faite 22 heures après la mort; il y avait une rigidité cadavérique très marquée, la face était pâle, le corps livide, les machoires serrées, la muqueuse de la bouche, du pharynx et de la trachée était normale. Les matières fécales étaient rejetées automatiquement, il y avait peu d'urine dans la vessie. A l'ouverture du thorax, tous les tissus répandaient une odeur agréable d'amandes amères. Le sang était liquide, d'une couleur rappelant celle du vin de Bordeaux. Dans les poumons se rencontraient quelques noyaux hémorrhagiques ; quelques points de congestion à la base ainsi que dans les reins.

Les centres nerveux et les méninges étaient dans l'état normal. Il paraît que la mort était survenue de 5 à 8 minutes après l'absorption du poison.

CONCLUSIONS

1° L'empoisonnement criminel ou suicide, par une dose massive de cyanure de potassium est certainement celui qui peut le plus facilement passer inaperçu et être confondu avec une mort subite, en raison même de l'extrême rapidité de la mort, et de l'aspect calme et tranquille que peut conserver la face.

2° Le médecin expert doit, à l'autopsie d'un cas de mort subite, s'assurer de l'état de la muqueuse gastrique et tenir le plus grand compte de l'odeur ammoniacale et de la causticité du liquide contenu dans l'estomac.

3° L'état de vive congestion de l'intestin souvent privé d'une grande partie de son épithélium, la présence de l'ammoniaque et de la potasse semblent être en contradiction avec l'aspect de la face et l'absence de tout signe indiquant la douleur pendant la période agonique. C'est cette contradiction même qui doit attirer l'attention sur la possibilité de l'empoisonnement par le cyanure.

4° Les produits de décomposition de l'acide cyanhydrique, acide formique et formiates, ainsi que l'acide cyanhydrique lui-même retrouvés en petite quantité dans l'organisme, ne constituent pas à eux seuls une preuve certaine d'empoisonnement.

5° Le dosage de la potasse à l'état de tartrate dans les liquides retirés du tube digestif, permet d'estimer la quantité de cyanure avec plus d'approximation que le dosage de l'acide cyanhydrique lui-même.

Vu : bon à imprimer.
LE PRÉSIDENT
A. LACASSAGNE.

VU : LE DOYEN
LORTET

Permis d'imprimer :
LE RECTEUR
EM. CHARLES

Lyon, le 12 avril 1888.